一般人群饮水素养

核心信息

U0245728

编　著　中国营养学会饮水与健康分会
支持单位　海南健康发展研究院健康传播中心

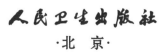

人民卫生出版社
·北　京·

图书在版编目（CIP）数据

一般人群饮水素养核心信息/中国营养学会饮水与
健康分会编著 . —北京：人民卫生出版社，2024.5
ISBN 978-7-117-36379-2

Ⅰ.①—… Ⅱ.①中… Ⅲ.①饮用水-关系-健康-
研究 Ⅳ.①R123.5

中国国家版本馆 CIP 数据核字（2024）第 105675 号

人卫智网	www.ipmph.com	医学教育、学术、考试、健康，购书智慧智能综合服务平台
人卫官网	www.pmph.com	人卫官方资讯发布平台

一般人群饮水素养核心信息
Yiban Renqun Yinshui Suyang Hexin Xinxi

编　　著：中国营养学会饮水与健康分会
出版发行：人民卫生出版社（中继线 010-59780011）
地　　址：北京市朝阳区潘家园南里 19 号
邮　　编：100021
E - mail：pmph @ pmph.com
购书热线：010-59787592　010-59787584　010-65264830
印　　刷：北京顶佳世纪印刷有限公司
经　　销：新华书店
开　　本：710×1000　1/16　印张：1.5
字　　数：17 千字
版　　次：2024 年 5 月第 1 版
印　　次：2024 年 6 月第 1 次印刷
标准书号：ISBN 978-7-117-36379-2
定　　价：30.00 元
打击盗版举报电话：010-59787491　E-mail：WQ @ pmph.com
质量问题联系电话：010-59787234　E-mail：zhiliang @ pmph.com
数字融合服务电话：4001118166　E-mail：zengzhi @ pmph.com

《一般人群饮水素养核心信息》

编 写 组

马冠生　北京大学公共卫生学院

张　娜　北京大学公共卫生学院

张　曼　北京大学护理学院

朱云霞　北京大学公共卫生学院

宋咏烨　北京大学公共卫生学院

周淑益　北京大学公共卫生学院

曲　畅　北京大学公共卫生学院

《一般人群饮水素养核心信息》

专 家 组

（按姓氏笔画排序）

王　君　国家食品安全风险评估中心

王　宓　北京大学人民医院

叶必雄　中国疾病预防控制中心环境与健康相关产品安全所

刘燕萍　中国医学科学院北京协和医院

严　翊　北京体育大学运动人体科学学院

李洪兴　中国疾病预防控制中心农村改水技术指导中心

杨文方　西安交通大学第一附属医院

沈秀华　上海交通大学医学院

张　帆　海南医学院公共卫生与全健康国际学院

张　岚　中国疾病预防控制中心环境与健康相关产品安全所

郑瑞茂　北京大学基础医学院

胡翼飞　首都医科大学公共卫生学院

柳长顺　中国水利水电科学研究院

桑学锋　中国水利水电科学研究院

常翠青　北京大学第三医院

前　言

　　水是地球上最常见的物质之一,是包括人类在内所有生命生存的不可缺少的资源,是生物体最重要的组成部分,也是人体所必需的营养素之一,参与机体多种生理活动。足量饮水、维持适宜水合状态,对于维护个人健康具有十分重要的作用。然而,水的重要性尚未得到足够的重视,常常被忽略。现有调查和研究显示,我国居民饮水不足的现象比较普遍,且有较大比例的人群处于脱水状态。

　　居民饮水素养水平会直接影响其饮水量、饮水方式和对饮水类型的选择等,从而影响机体的水合状态,乃至健康。新媒体和其他媒体的迅猛发展,为饮水相关知识的普及提供了很好的平台,但也带来了一些弊端,如饮水相关谣言四起,人们对饮水知识更为困惑。关于居民对饮水认知相关的调查显示,多数居民不了解科学的饮水量、如何科学选择饮水类型、何种饮水方式是健康科学的。将饮水与健康相关的科研成果和正确的理论知识"落地",转化为适合居民的饮水与健康相关科普知识,提升居民饮水素养,也是科研工作者亟待解决的难题和理应承担的社会责任。

　　鉴于此需求和现状,中国营养学会饮水与健康分会联合北京大学公共卫生学院,组织来自高校、医院和疾控机构等多个单位饮水与健康领域的专家学者,遵循科学原则并经过科学循证、专家咨询等规范流程,参考国内外权威机构的饮水指南和研究成果、相关国家标准与膳食指南,结合我国人群的实际情况,筛选出关键、实用的饮水素养要点,编著成《一般人群饮水素养核心信息》。

本核心信息涵盖了认知与技能两个维度。在认知领域下包含饮水安全、饮水与健康、饮水类型与健康、水资源基础知识及理念共4个维度;在技能领域下包含安全饮水、健康饮水共2个维度。

本核心信息旨在通过科学、规范、易于理解的方式,向居民普及饮水知识,引导大家树立正确的饮水观念,促进居民形成健康饮水行为。希望通过学习和实践本核心信息的饮水知识,更好地理解饮水与健康的关系,掌握科学的饮水方法。同时也希望此核心信息可以成为推动居民饮水素养提升的重要工具,为构建健康社会、促进全民健康发挥积极作用。

2024 年 4 月

目　录

第一部分

认 知

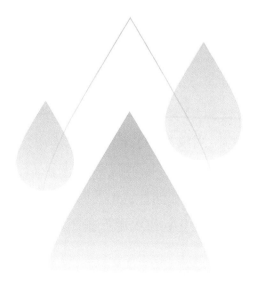

一、饮水安全基础知识及理念

1. 符合国家饮用水卫生标准的水可以放心饮用

释义：符合国家饮用水卫生标准的水可以放心饮用。一般来说，自来水的出厂水质是符合国家饮用水卫生标准的。当没有办法确认水源的安全性时，建议煮沸后饮用。生活饮用水的水质应当符合以下基本要求：感官性状良好、经过消毒处理、不得含有病原微生物、含有的化学物质及放射性物质不得危害人体健康。如果饮用水受到病原微生物、化学物质或放射性物质的污染，将有可能导致短期或长期的健康风险。

2. 煮沸是杀灭水中可能存在的病原微生物的简便易行而且有效的方法

释义：煮沸的处理方式简便易行，对于杀灭饮用水中的病原微生物，保证饮水的卫生安全是有效的。当没有办法确定饮水来源是否符合国家标准，尤其是存在以下情况时，可以通过煮沸来杀菌：①缺乏或不适当的消毒以及不安全的处理和储存，如自来水管道存在卫生风险；②出现导致环境卫生、个人卫生和水源保护不足的紧急情况和灾害；③水源质量不确定。

二、饮水与健康基础知识及理念

3. 水是维护人类生命和健康所必需的一种营养素

释义:水是维护人类生命和健康所必需的一种营养素,是人体重要的组成成分,而且参与多种生理功能,包括:①使人体内新陈代谢和生理化学反应得以正常进行;②维持体液正常渗透压及电解质平衡;③参与调节体温;④对器官、关节等起到润滑、保护作用。人体的生命活动离不开水。不摄入水,生命只能维持数日;摄入水而不摄入食物时,生命可维持数周。

4. 人体内的水有 3 个来源和 4 个去路,水在人体内保持一种动态平衡

释义:人体内的水有 3 个来源:饮水、食物水及内生水。我国居民通过饮水或饮料等摄入的水分占总水摄入量的 50% 左右;通过食物摄入的水分占总水摄入量的 40% 左右;内生水指的是蛋白质、脂肪和碳水化合物等营养物质在体内氧化代谢产生的水,约占总水摄入量的 10%。

　　人体内的水有 4 个去路:①以尿液的形式经肾脏泌尿道排出;②以汗液形式经皮肤排出;③通过呼吸由肺排出;④以粪便形式经肠道排出。

通常情况下,体内水的排出以尿液为主,约占总排出水量的60%;其次是以汗液形式经皮肤排出,约占总排出水量的20%。水的排出途径及量会因身体活动及环境的变化而发生变化。正常生理情况下,水在人体内保持一种动态平衡,即水分摄入量与排出量大体一致。

5. 温和气候条件下,成年男性每日适宜饮水量为1 700mL,女性为1 500mL;当温湿度、海拔、身体活动水平变化时,饮水量应作出相应调整

释义:温和气候一般指温度 18~25℃,湿度 30%~60%。低强度身体活动水平是指仅从事轻度运动及活动,如步行、站立、慢走、轻松骑自行车等。

温和气候条件下,低强度身体活动水平的成年男性每日适宜饮水量为 1 700mL,成年女性每日适宜饮水量为 1 500mL。

当环境因素如温度、湿度、海拔发生变化,或身体活动水平发生变化,需根据自身情况对饮水量作出相应调整。

6. 饮水不足或失水过多会引起脱水状态,降低认知能力和身体活动能力,增加泌尿系统感染风险

释义:脱水指的是人体由于饮水不足或部分疾病如腹泻等消耗、丢失大量水分,没有及时补充,造成细胞外液减少而引起新陈代谢障碍导致的水合状态改变,一般以尿液渗透压作为评价指标。尿液渗透压升高(>800mOsm/kg)提示存在脱水的风险,脱水程度严重时甚至有生命危险。饮水不足会降低认知能力,认知能力的下降与

脱水程度相关。饮水不足会降低人体的身体活动能力,而增加饮水可改善机体耐力等身体活动能力。饮水不足可增加泌尿系统感染的风险,增加饮水可有效预防其发生。

⋯ ⋯ ⋯ 三、饮水类型与健康基础知识及理念 ⋯ ⋯ ⋯

7. 补充水分的最好方式是饮用白水,不推荐长期饮用纯净水

释义:白水包括符合国家饮用水卫生标准的自来水、经过滤及净化处理后的直饮水、经煮沸的白水、桶装水及包装饮用纯净水、天然矿泉水、天然泉水等饮用水。人体补充水分的最好方式是饮用白水。白水廉价易得,安全卫生,不会增加能量,不用担心"添加糖"过量摄入带来的健康风险。

纯净水经过多重净化过程,去除了大部分矿物质、微生物、有机物和其他杂质,几乎不含矿物质。循证研究结果显示,适当提高饮用水中镁浓度有益于预防心血管疾病。现有的证据表明,饮用水中镁浓度较低是心血管疾病的危险因素,因此不建议长期饮用纯净水。但对于泌尿系统结石患者,饮用纯净水可预防或降低其结石的复发率。

8. 少喝或不喝含糖饮料

释义:含糖饮料是指制作过程中人工添加糖(葡萄糖、果糖、蔗

糖、乳糖、麦芽糖等),含糖量在 5% 以上的饮料。市面上大多数饮料的含糖量为 8%~11%,有的甚至超过 13%。过多饮用含糖饮料会增加龋齿、超重、肥胖、2 型糖尿病、血脂异常的发生风险。因此,应少喝或不喝含糖饮料,如饮用尽量选择低糖或无糖饮料。此外,世界卫生组织建议不要使用非糖甜味剂(如阿斯巴甜、甜味素等)来控制体重或降低慢性非传染性疾病的患病风险。

四、水资源基础知识及理念

9. 我国淡水资源严重缺乏,应节约用水

释义:人类目前可利用的淡水资源包括地表水和地下水,而这部分水资源仅占总水资源的 0.3%,水虽然是可再生资源,但再生速度有限。我国人口占世界人口的 20%,但拥有的淡水资源量却仅占6%,人均淡水资源量只有 2 100 立方米,仅为世界平均水平的 28%,被联合国列为 13 个贫水国之一。我国人多水少,水资源时空分布不均,供需矛盾突出,全社会节水意识不强、用水粗放、浪费严重。每个居民都应该了解水资源的情况,树立节水观念。生活中应掌握节水方法,养成节水习惯,如按需取用饮用水,带走未饮尽的瓶装水;选择如洗衣机等用水产品和设备时,关注水效标识与等级等。

第二部分

技 能

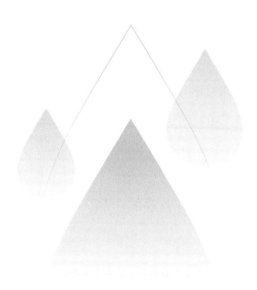

一、安全饮水

10. 通过水的外观、气味和味道可以初步判断饮用水是否存在卫生风险

释义:水的感官性状是人们对饮用水的直观感觉,是评价水质的重要依据。水的感官性状指标包括色度、浑浊度、肉眼可见物、气味和味道。通常情况下,经过规范标准化处理的达到国家饮用水卫生标准要求的水应无色、透明度良好、无臭、无异味,出现异常外观、气味和味道提示可能存在卫生风险。

11. 注意饮水卫生,避免因储水容器、饮水容器以及净水器等使用和清洁不当等造成污染

释义:注意饮水卫生。储水容器和饮水容器开口较大、储存时间过长等会增加饮用水被微生物污染的风险。注意保持储水容器、饮水容器的清洁,防止微生物或蚊虫滋生。桶装水最好在 3~7 天内饮用完,以避免存放时间过长造成微生物污染繁殖。选购净水器时,应选择正规、有卫生许可批件、信誉良好企业的产品。使用净水器时,应定期更换净水组件。

12. 避免直接饮用江河、湖泊等未经处理达不到生活饮用水卫生标准的水

释义：符合国家饮用水卫生标准的水才能直接饮用。有些江河、湖泊的水看上去感官性状良好，但仍可能存在潜在的卫生风险，如病原微生物、农药残留等。因此，应避免从江河、湖泊等水源取水，不经过处理就直接饮用。

13. 身处洪涝等自然灾害区，水源可能受污染时，应优先选择饮用瓶装水

释义：身处洪涝、地震等自然灾害区时，安全的饮用水和良好的环境卫生是确保公共卫生安全的重要要求。卫生条件差、设备缺乏和对饮用水水源保护不力可引起肠道病原体的传播，这是水源性健康风险的最主要来源。因此，身处洪涝、地震等自然灾害区时，应优先选择饮用市售或商业化的符合卫生要求的瓶装水；如无瓶装水则应将水煮沸后饮用。

· · · · · · · · · 二、健　康　饮　水 · · · · · · · · ·

14. 应主动规律饮水，不要等到口渴时再喝水

释义：当感到口渴时，机体已经处于轻度脱水状态。因此，不

要等到口渴时再喝水,应主动规律饮水。每日饮水宜少量多次,保持适宜饮水量。可以在早上、晚上各喝 1 杯水,白天每 1~2 小时喝 1 杯水,每杯约 200mL。睡前喝 1 杯水,有利于预防血液黏稠度增加。

15. 通过尿液颜色判断自身饮水情况以及水合状态

释义:判断机体水合状态的尿液指标包括尿液颜色、排尿次数、排尿量、尿液渗透压、尿比重等。观察尿液颜色是简便且经济有效的方式。正常的尿液颜色为透明黄色或浅黄色。当尿液颜色加深,呈现黄色时,机体可能摄入水分较少,存在脱水状态;呈现较深黄色和深黄色时,提示机体水分不足或缺少水分,处于脱水状态。

16. 饮水温度不宜过高或过低

释义:饮水时,水的温度应在适宜的范围。水温为 20~30℃时,饮用后不会刺激胃肠道,也不影响消化功能;水温为 40~50℃时,饮用时有温热感不烫口;水温超过 65℃时,会对口腔和消化道造成损伤,增加食管癌的患病风险。因此,不应饮用温度过高的水。水温过低,会给口腔及胃肠道带来冷刺激,不建议饮用水温过低的水,尤其是胃肠道敏感、运动后体温较高的人。

17. 运动前、运动中及运动后均应根据需要及时少量多次地补充足量水分,运动量大者,同时注意补充电解质

释义:运动后人体大量出汗,若不能及时补液会导致机体脱水;但一次性大量补充水分而不补充电解质也可能导致水中毒。因此,

应该在运动前、运动过程中及运动后根据需要及时补充足量的水分,运动量大者,同时注意补充电解质。可通过比较运动前后体重和观察尿液颜色来估计体液流失情况,运动后 2 小时内及时补充水分和电解质。

18. 疾病患者的饮水量应遵循医嘱

释义:疾病患者的生理状态与健康人群有所不同,因其机体内环境稳态失调,水和电解质代谢紊乱,一般人群的饮水建议已不适用。尤其是泌尿系统疾病患者,应遵医嘱选择饮水类型及饮水量。例如,泌尿系统结石患者,多饮水可能有助于体内结石排出;而对于肾衰竭患者,水负荷若突然发生变化则易引起水代谢紊乱。

19. 选择预包装饮料应会看配料表及营养标签

释义:食品标签中的营养成分表有三项主要内容:营养成分的名称、单位重量或体积营养成分的含量以及营养素参考值(NRV%),部分包装水或包装饮料会增加一些项目表现产品特性。饮料的营养标签应主要关注"碳水化合物"以及"糖"的含量。无糖饮料中碳水化合物低于 0.5g/100g(mL),低糖饮料则低于 5g/100g(mL)。居民应学会通过营养标签(碳水化合物含量)判断含糖、低糖和无糖饮料。

20. 学会自制健康饮品

释义:自制饮品,可以增加饮水的风味和口感。例如在水中加入 1~2 片新鲜柠檬片、3~4 片薄荷叶等增加水的色彩和味道;也可以自制一些传统饮品,如绿豆汤、酸梅汤等,注意不要添加糖。茶是我国的传统饮品,茶叶赋予水更加丰富的内涵和风味,可自泡淡茶水并适量饮用,有益于人体身心健康,但不宜长期饮用浓茶。咖啡可根据自身情况适量饮用。注意鉴别茶水与茶饮料、咖啡与咖啡饮料,茶饮料和咖啡饮料均属于饮料,除了含茶和咖啡外还含有糖和其他添加剂。

主要参考文献

［1］ World Health Organization. Guidelines for drinking-water quality：fourth edition incorporating the first and second addenda ［A］. Geneva：World Health Organization，2022.

［2］ 杨月欣，葛可佑 . 中国营养科学全书［M］. 2 版 . 北京：人民卫生出版社，2019.

［3］ 王建枝，钱睿哲 . 病理生理学［M］. 9 版 . 北京：人民卫生出版社，2018.

［4］ 中国营养学会 . 中国居民膳食营养素参考摄入量（2023 版）［M］. 北京：人民卫生出版社，2023.

［5］ 中国营养学会 . 中国居民膳食指南（2022）［M］. 北京：人民卫生出版社，2022.

［6］ CATLING L A，ABUBAKAR I，LAKE I R，et al. A systematic review of analytical observational studies investigating the association between cardiovascular disease and drinking water hardness ［J］. Journal of Water and Health，2008，6（4）：433-442.

［7］ 张玥，张曼，张娜，等 . 纯净水对健康影响的定性循证研究［J］. 中国食物与营养，2020，26（4）：9-13.

［8］ 中国营养学会.中国居民膳食指南科学研究报告（2021）［M］.
北京：人民卫生出版社,2022.

［9］ World Health Organization. Use of non-sugar sweeteners：WHO guideline［A］. Geneva：World Health Organization,2023.

［10］ RIOS-LEYVRAZ M,MONTEZ J. Health effects of the use of non-sugar sweeteners：a systematic review and meta-analysis［A］. Geneva：World Health Organization,2022.

［11］ World Health Organization. Nutrient Minerals in Drinking Water and the Potential Health Consequences of Long-Term Consumption of Demineralized and Remineralized and Altered Mineral Content Drinking Waters［A］. Geneva：World Health Organization,2024. WHO/SDE/WSH/04.01.

［12］ JÉQUIER E,CONSTANT F. Water as an essential nutrient： the physiological basis of hydration［J］. European Journal of Clinical Nutrition,2010,64（2）：115-123.

［13］ SHIRREFFS S M,SAWKA M N. Fluid and electrolyte needs for training,competition,and recovery［J］. Journal of Sports Sciences,2011,29（Suppl 1）：S39-S46.

［14］ 王庭槐.生理学［M］.9版.北京：人民卫生出版社,2018.

55检